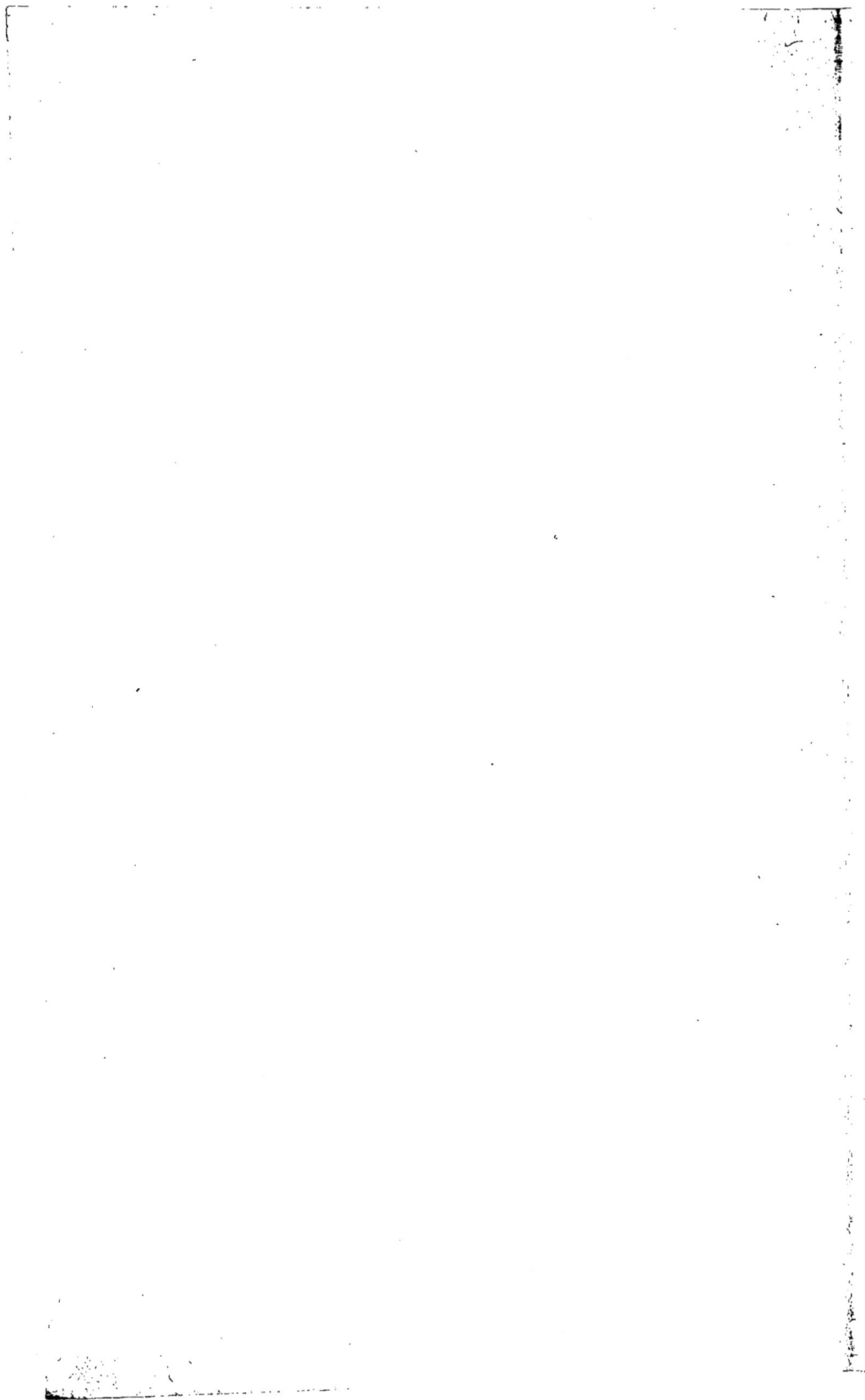

SOUVENIR

ENFANT DE PONTOISE

HENRI LE CHARPENTIER

22 Septembre 1839 — 28 Janvier 1884

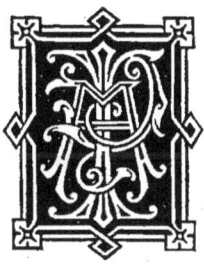

PONTOISE

IMPRIMERIE AMÉDÉE PARIS

—

1884

SOUVENIR

D'UN

ENFANT DE PONTOISE

Henri LE CHARPENTIER

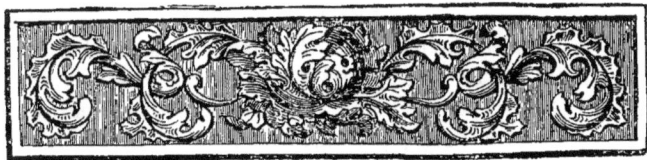

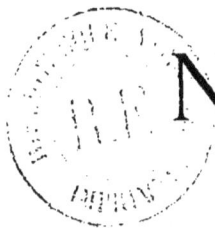

NOTICE

HENRI LE CHARPENTIER

La Société Historique et Archéologique du Vexin, si cruellement éprouvée déjà par la perte successive de trois de ses fondateurs, vient de l'être plus douloureusement encore, par la mort foudroyante d'un de ses premiers organisateurs, d'un de ses collaborateurs les plus érudits et les plus infatigables.

M. Henri Le Charpentier, archiviste de la Société depuis sa fondation en 1877, a succombé à une congestion cérébrale, le 28 janvier 1884, à Neuilly-sur-Seine, chez sa mère, Madame Seré-Depoin. Il était à peine âgé de quarante-quatre ans.

Henri-Louis-Edmond Le Charpentier était né à Pontoise, le 22 septembre 1839, du mariage de M. Henri-Victor Le Charpentier, docteur en médecine, et de Madame Louise-Rose Depoin.

Son père, praticien distingué, qui était venu s'établir à Pontoise et s'y était allié à l'une des plus anciennes et des plus honorables familles de la Ville, descendait lui-même d'une maison seigneuriale de Normandie établie dans cette province dès le xvᵉ siècle. (1)

Henri Le Charpentier n'eut pas le bonheur de connaître son père, enlevé lui aussi, par une mort prématurée. Ce vide immense fut cependant comblé pour l'orphelin, d'un côté par les soins de sa mère et par la tendre et incessante sollicitude de son aïeule, Madame Depoin, et de l'autre par la direction affectueuse, sûre et dévouée de son beau-père, M. Seré-Depoin, maire de Pontoise sous l'Empire.

Sous cette double égide, il put, à force de soins, affermir une santé délicate, et ses études développèrent bientôt en lui un goût passionné pour les sciences historiques. Ce sentiment joint à l'amour de sa ville natale, qu'il avait au plus haut degré, lui désignait une voie dans laquelle il n'hésita pas à s'engager dès ses plus jeunes années. Ses premières armes se firent dans l'*Echo Pontoisien*, alors dirigé par son fondateur, un lettré modeste, un esprit délicat et fin, M. Dufey. Il y publia, en octobre 1861, une Chronique du temps de la Ligue : *Claire et Gaëtan*. Cette nouvelle, qui fut très remarquée, renfermait dans un récit de fantaisie une foule de notions peu connues sur le Pontoise d'autrefois.

Depuis lors, Henri Le Charpentier ne cessa de continuer à l'*Echo Pontoisien* une collaboration aussi active que désintéressée. Il lui donna souvent, en dehors de nombreux articles d'actualité, la primeur de travaux de longue haleine : tels furent notamment en 1874, les *Notes Bibliographiques*, qui n'ont malheureusement pas été réunies en volume ; en 1881, les *Ephémérides pontoisiennes* et la réédition des *Oubliettes* de Merville, etc.

Désireux de consacrer sa vie à la glorification du passé de son pays, Henri Le Charpentier ne se contentait pas de rassembler de toutes parts les documents inédits qui pouvaient en éclairer l'histoire : il mettait en œuvre, avec talent et sagacité, ces matériaux précieux. La nomenclature des travaux qu'il a publiés est considérable. Nous citerons notamment :

---

(1) Les armes pleines de la famille Le Charpentier sont *d'argent au chevron d'or, accompagné de trois haches d'argent, clouées et emmanchées d'or, deux en chef et une en pointe, le tranchant à senestre*. Les anciens tombeaux armoriés de cette famille existent encore dans les églises d'Etouvy et de Montbray (Manche).

1º Une excellente réimpression des *Antiquités et singularités de la ville de Pontoise* de N. Taillepied, publiée en collaboration avec M. François (1876, in-8º), précédée d'une savante notice bio-bibliographique ;

2º *La Ligue à Pontoise et dans le Vexin français* (Pontoise, Seyès, 1878, in-8º avec planches et gravures), ouvrage d'une importance capitale, qui a obtenu, à la suite d'un concours, le prix Comartin.

3º *Une lettre inédite de Casimir Delavigne à propos de son séjour à Pontoise* (Pontoise, imp. Pâris, 1880, 4 p. in-8º).

4º *Calendrier historique de Pontoise, Éphémérides quotidiennes de cette ville* (Pontoise, lib. Seyès, 1882, in-8º).

5º *Les notes de M. Le Vallois, curé de Saint-Maclou de Pontoise*, impression d'un manuscrit intéressant (Pontoise, imp. Pâris, 1883, in-8º).

6º *Souvenirs de l'ancien château de Pontoise, notes archéologiques*, avec plan, publiés en collaboration avec M. Ch. de Boisbrunet (Pontoise, imp. Pâris, 1883, in-8º).

7º *Les Jésuites à Pontoise, recherches sur leur établissement, leur résidence et leur expulsion de cette ville* (Pontoise, lib. Seyès, 1880, in-8º).

8º *La Ligue dans le Vexin Normand, Journal d'un bourgeois de Gisors* (reproduction d'un manuscrit de la Bibliothèque Nationale), publié en collaboration avec M. Fitan. (Paris, lib. Ducher, 1878, in-8º.)

9º *Essai historique sur l'ancienne corporation des bouchers de Pontoise* (Pontoise, imp. Pâris 1880, in-8º).

10º *Collection sur Pontoise. Catalogue annoté* (Pontoise, imp. Pâris, 1882, in-8º).

C'est la description d'une très remarquable collection de tableaux, gravures, estampes, autographes et manuscrits sur Pontoise, qu'avait formée M. Le Charpentier.

11º *En revenant de Pontoise. Les Oubliettes de Camus, dit Merville. Réédition.... Recherches sur l'ancien dicton* (Pontoise, imp. Pâris, 1881, in-8º).

12º *Notice sur les anciens tombeaux de la famille de Neufville de Villeroy, qui se trouvaient dans l'église du couvent des Cordeliers de Pontoise* (Pontoise, imp. Pâris, 1879, in-8º).

Tous ces ouvrages ont une valeur historique importante et assignent à leur auteur une place considérable parmi les historiens de Pontoise et du Vexin.

En outre, il a laissé un certain nombre d'ouvrages en préparation, parmi lesquels nous citerons, en nous associant aux paroles prononcées sur sa tombe par M. Eugène Rendu, « une *Histoire de Pontoise*, à l'usage des écoles de l'arrondissement. Dans cet ouvrage, l'auteur eût initié les enfants de nos écoles à l'étude des faits intéressants de l'histoire de notre région. Il se proposait, dans une pensée à la fois très élevée et très pratique, de leur inspirer l'attachement au foyer, le culte du sol paternel, le respect réfléchi des traditions morales et religieuses qui, en restant le charme de l'enfance, deviennent le guide de l'âge mûr ; cet amour, en un mot, du village ou de la ville natale, — cette patrie restreinte, — qui provoque et alimente l'amour de la grande patrie, et qui inspirera à la génération qui s'élève, l'esprit de dévouement, et, s'il le faut, l'esprit de sacrifice à la France.

» Toutes ces études, tous ces travaux désignaient Henri Le Charpentier aux distinctions que son mérite eût conquis, bien que sa modestie ne les recherchât pas. Il avait reçu les palmes académiques, et il n'est pas douteux qu'appelé dans les Délégations cantonales il n'y eût apporté, avec la connaissance des méthodes et une compétence incontestée, un religieux dévouement aux intérêts de l'enfance. »

Henri Le Charpentier était membre de la Commission historique des Richesses d'Art pour le département de Seine-et-Oise, depuis son origine, et avait puissamment contribué à sa reconstitution et à son organisation définitive sous le titre de Commission des Antiquités et des Arts. Il était secrétaire du Comité de l'arrondissement de Pontoise.

Aussi bien dans la Société Historique du Vexin, qu'il contribua si activement à fonder, que dans les autres associations scientifiques dont il faisait partie, et au Congrès des Sociétés savantes, où il fut délégué de 1880 à 1883, Henri Le Charpentier apportait, dit encore M. Rendu, « des lumières toujours vives et une expérience hautement appréciée par des juges tels que M. de Mas-Latrie, le savant professeur à l'Ecole des Chartes, et M. Léopold Delisle, l'éminent directeur de la Bibliothèque nationale de Paris. »

La mort d'Henri Le Charpentier a causé une profonde émotion et laissé chez tous ceux qui ont pu le connaître, de bien vifs regrets. Il s'était créé, en effet, de nombreuses amitiés par son caractère accueillant et affectueux et par ses manières aimables et d'excellente compagnie.

Amateur délicat et éclairé, ayant sous toutes ses formes le culte de l'art, sa gaîté de bon goût, son esprit orné faisaient de lui un causeur charmant et dont la conversation était très attrayante. Il avait, du reste, une véritable aptitude à conter. D'une nature obligeante, il aimait à rendre service et était toujours prêt à se déranger pour tous ses amis et surtout pour les *faibles* et les *opprimés*, dont il se faisait volontiers le défenseur. Bon et charitable, il aimait d'ailleurs à secourir les infortunés.

Henri Le Charpentier n'a pas laissé d'enfants survivants du mariage qu'il avait contracté, en octobre 1879, avec Mlle Marie de Parseval, petite-nièce de l'amiral de Parseval des Chênes. De cette union étaient nés un fils et une fille, qu'il eut la douleur de perdre tous deux, le premier en juillet 1880, et la seconde en octobre 1882.

Ses obsèques ont eu lieu le vendredi 1er février 1884, à onze heures et demie, à l'église Saint-Maclou de Pontoise, sa paroisse, au milieu d'une affluence considérable, où l'on remarquait de nombreux représentants de la littérature, de la science et de l'art français.

Le deuil était conduit par M. Seré-Depoin, ancien Maire de Pontoise, ancien président du Conseil d'arrondissement, beau-père du défunt ; par M. Edmond de Parseval, capitaine d'Etat-major, et M. Albert de Parseval, ses beaux-frères ; M. Joseph Depoin, secrétaire général de la Société Historique du Vexin, et M. Richard Le Charpentier, ses cousins.

Le cortège funèbre était précédé de la bannière de la Société de secours mutuels des ouvriers de Pontoise et de Saint-Ouen-l'Aumône, dont M. Le Charpentier était depuis longtemps membre honoraire, et dont une nombreuse députation accompagnait le convoi.

Sur le cercueil, qui disparaissait sous l'amas des couronnes et des fleurs, on remarquait les insignes d'Officier d'Académie du défunt, ainsi que la médaille d'or qui lui avait été décernée, en 1880, par le Conseil général de Seine-et-Oise, lors du Concours Comartin (1).

Les cordons du drap ont été tenus d'abord, pendant le trajet de la maison mortuaire à l'église, par M. l'abbé Grimot, curé de l'Isle-Adam, vice-président de la Société Historique de Pontoise, vice-président de la Commission des Antiquités et des Arts de Seine-et-Oise ; M. Léon Thomas, ancien notaire, aussi vice-président de la Société Historique, président honoraire de la Société d'Agriculture et d'Horticulture de l'arrondissement de Pontoise ; M. Aigoin, conservateur des hypothèques, trésorier de la Société Historique et M. Charles de Boisbrunet, contrôleur général de l'armée, administrateur de la même Société.

Ils ont été tenus ensuite, de l'église au cimetière, par M. l'abbé Grimot, M. Richomme, maire de Pontoise, M. Eugène Rendu, inspecteur général honoraire de l'Université, ancien député de Seine-et-Oise, et M. Agnès, administrateur de la Société Historique, membre de la Commission des Antiquités et des Arts de Seine-et-Oise.

La messe a été célébrée par M. l'abbé Pierron, curé de la paroisse de Saint-Gervais, près Magny-en-Vexin, ami d'enfance et condisciple de M. Le Charpentier au collège de Pontoise.

L'absoute a été donnée par M. l'abbé Driou, archiprêtre de Saint-Maclou.

Le corps a été inhumé au cimetière de Pontoise, dans le caveau de la famille Depoin.

Plusieurs discours ont été prononcés. M. l'abbé Grimot a, le premier, pris la parole au nom de la Société Historique et de la Commission des Antiquités et des Arts. Il s'est exprimé ainsi :

MESSIEURS,

Nos Sociétés savantes, dont M. Henri Le Charpentier était le collaborateur et l'ornement, m'ont donné la mission de prononcer une salutation suprême avant de confier à la terre bénite du chrétien sa précieuse dépouille.

---

(1) Rappelons ici que M. Le Charpentier avait consacré la valeur de la récompense que le Conseil général lui avait décernée pour son ouvrage *La Ligue à Pontoise*, à la fondation d'un prix d'histoire dans les Ecoles communales de la Ville.

Il est superflu de rappeler ici les titres nombreux que ce travailleur infatigable, que ce savant distingué apporte à nos vifs regrets, à notre commune douleur : cette tâche sera tout à l'heure parfaitement remplie par un de nos confrères. Mais ce qu'il m'appartient, avant tout, de signaler à votre attention, c'est que cet homme de bien, ce défenseur des faibles et des opprimés, était un homme de foi, un chrétien convaincu ; et, quelle que soit l'indiscrétion de mon langage, je tiens à vous révéler que, lors de son voyage à Rome, notre digne collègue voulut recevoir la sainte communion de la main même du souverain Pontife Léon XIII. C'est ce qui vous explique cette bénédiction apostolique qui a couronné la vie de ce pionnier de la science, de cet amateur de l'art, de cet ouvrier des bonnes œuvres.

Reconnaissons-le une fois de plus, et proclamons que les sublimes inspirations du vrai, du juste et du beau reçoivent leur influence des régions supérieures où règne le surnaturel.

Heureuses les âmes qui ont su comprendre ces hauts enseignements ! Heureuses les intelligences qui les ont pratiqués durant leur vie !

Adieu, digne ami ! Adieu, savant collègue ! Adieu, noble enfant de Pontoise ! En vous saluant de cette acclamation suprême, ma poitrine émue et mes lèvres tremblantes expriment un acte de foi, un cri d'espérance qui se traduisent par ce mot si consolant : Au revoir ! Au revoir, ce mot si plein d'immortalité !

M. Eugène Rendu, inspecteur général honoraire de l'Université, a ensuite, avec l'autorité qui s'attache à sa haute parole, retracé la vie et apprécié l'œuvre de M. Le Charpentier.

Nous nous félicitons de pouvoir reproduire cette page pleine d'une profonde et communicative émotion :

MESSIEURS,

Il y a deux jours, avant-hier, je me rendais à Neuilly. J'allais y porter mon souvenir affectueux à l'ami de vingt ans, au très distingué compatriote qui a tenu, dans l'administration de cette ville, et qui ne cesse pas de tenir une si grande place dans votre sympathie et dans votre estime, M. Seré-Depoin. Je comptais trouver avec lui et chez lui un autre et plus jeune ami, qui était venu passer deux jours sous le toit maternel, l'homme aimable, intelligent et bon, dont il m'était donné souvent, — bien que trop rarement encore, — d'apprécier de près les rares qualités de cœur, dont j'aimais à goûter la conversation enjouée, alerte dans sa facile abondance,

relevée à la fois par les saillies d'un vif esprit et par les traits toujours sûrs d'une science sérieuse et vraie, sans trace aucune de
pédantisme. J'approche du seuil de cette maison, habituellement
enveloppée de tristesse, hélas! mais dans laquelle je supposais que
venait de pénétrer un rayon de joie. Soudain, le serviteur dévoué
de la famille s'élance vers moi, et me montre un groupe en larmes
s'agitant autour d'un char funèbre; sous mon regard atterré, ce
char se met en marche : il portait, il allait ramener parmi vous, et
déposer dans cette maison natale, qui, pour recevoir une jeune
épousée, achevait de renouveler son ancienne parure, les dépouilles
mortelles de Henri Le Charpentier !

Quel coup, Messieurs, pour chacun et pour tous : pour cette
jeune femme, qui encourageait, dans ses travaux, de sa grâce et de
sa force, le mari dont elle était digne ! Pour cette mère, déjà si
cruellement éprouvée dans le cher objet de ses plus ardentes et
plus délicates tendresses ! Pour l'homme de bien, doublé d'un
homme d'études, dont la sollicitude quasi-paternelle voyait revivre,
dans Henri Le Charpentier, son goût pour toutes les nobles choses
et sa passion pour les sciences historiques, et aussi, comment ne le
désignerais-je pas à son tour? pour cet autre membre distingué de
la famille, ce presque frère par le sang comme par les travaux com-
muns, qui, dans la fondation de la *Société Historique et Archéologique*, inspirée et dirigée par M. Seré-Depoin, avait été pour Henri
Le Charpentier le coopérateur de tous les instants ! Mais quel coup
aussi pour ses amis, pour vous tous que réunissent autour de cette
tombe, prête à se fermer, tant de sympathiques regrets et une
consternation commune, pour cette ville tout entière, qui avait vu,
avec complaisance, se développer et grandir ce concitoyen utile,
profondément dévoué à sa prospérité morale, cet érudit qui, jeune
encore, l'honorait au dehors par son activité et par ses succès, —
qui déjà avait porté dans les Sociétés savantes étrangères, notamment dans la *Commission historique des Richesses d'Art*, pour le
département de Seine-et-Oise, des lumières toujours vives et une
expérience hautement appréciée par des juges tels que M. de Mas-
Latrie, le savant professeur à l'École des Chartes, et M. Léopold
Delisle, l'éminent directeur de la *Bibliothèque nationale* de Paris !

L'œuvre que laisse Henri Le Charpentier est importante. Sans
parler des documents inédits, des gravures, estampes et manuscrits
se rapportant à l'histoire de Pontoise, que sa passion de collectionneur compétent se plaisait à recueillir, et desquels il tirait, de
temps à autre, ces intéressantes monographies, ces dissertations
piquantes que l'*Écho Pontoisien* faisait connaître au public lettré;
il a publié des travaux de longue haleine, où se révèlent un sens
critique et une pénétration historique tout à fait remarquables. Je

citerai seulement ici la réimpression des *Antiquités et Singularités de la ville de Pontoise*, de Noël Taillepied ; la *Ligue à Pontoise et dans le Vexin français*, avec gravures, ouvrage qui a obtenu, dans un concours, le prix Comartin ; la publication d'un manuscrit fort intéressant, *Notes de M. Le Vallois, curé de Saint-Maclou ;* — les *Souvenirs de l'ancien Château de Pontoise*, en collaboration avec M. de Boisbrunet ; — la *Ligue dans le Vexin normand, journal d'un Bourgeois de Gisors*, puis bien des publications isolées, toutes exécutées — comme les volumes eux-mêmes — dans des conditions typographiques qui, grâce au concours de l'habile imprimeur, M. Pâris, en faisaient de véritables œuvres d'art, et où se retrouvait toujours la pensée directrice qui en constituait l'unité, je veux dire une passion réfléchie pour le passé historique, littéraire et religieux de sa ville natale.

Il avait mis la main à un ouvrage dont il m'avait plusieurs fois entretenu, une *Histoire de Pontoise*, à l'usage des écoles de l'arrondissement. Dans cet ouvrage, qui doit avoir été conduit, du reste, à un état assez avancé, l'auteur eût initié les enfants de nos écoles à l'étude des faits intéressants de l'histoire de notre région. Il se proposait, dans une pensée à la fois très élevée et très pratique, de leur inspirer l'attachement au foyer, le culte du sol paternel, le respect réfléchi des traditions morales et religieuses, qui, en restant le charme de l'enfance, deviennent le guide de l'âge mûr, cet amour, en un mot, du village ou de la ville natale, — cette patrie restreinte, — qui provoque et alimente l'amour de la grande patrie, et qui inspirera à la génération qui s'élève l'esprit de dévouement et, s'il le faut, l'esprit de sacrifice à la France.

Toutes ces études, tous ces travaux désignaient Henri Le Charpentier aux distinctions que son mérite eût conquis, bien que sa modestie ne les recherchât pas. Il avait reçu les palmes académiques. et il n'est pas douteux qu'appelé dans les Délégations cantonales, il n'y eût apporté, avec la connaissance des méthodes et une compétence incontestée, un religieux dévouement aux intérêts de l'enfance.

Tant de mérites aimables et solides étaient appuyés par une qualité supérieure qui en était à la fois le lest et la boussole, si je puis ainsi dire, par un sens moral très élevé. Et ce sens moral lui-même avait pour fondement, chez Henri Le Charpentier, et pour garantie, des convictions religieuses très fermes et en même temps très éclairées, qui n'étaient pas seulement un héritage de famille, mais le fruit d'une action personnelle et réfléchie de sa pensée sur elle-même, et la résultante des études, des travaux d'une vie constamment adonnée aux austères plaisirs de la méditation et de la science.

Il était chrétien, non pas *quoique*, mais *parce que* philosophe et savant.

Hélas ! toutes ces études, ces travaux en cours d'exécution, tous ces souvenirs et toutes ces espérances, cet exemple salutaire d'une vie pure, droite, désintéressée, tout cela est brisé en une heure !

Vous tous qui m'écoutez, vous prenez votre part de ces regrets et de ce deuil ; mais vous permettrez peut-être à celui qui vous parle, comme ami d'Henri Le Charpentier, de vous dire qu'il ressent ces émotions avec une intensité particulière, parce qu'elles ravivent en lui, par un rapprochement dont il n'a aucune raison de se défendre et que provoque la parité des âges, les douleurs d'une plaie déjà ancienne, mais toujours saignante, celle qui fut ouverte, il y a vingt ans, par la disparition plus subite encore, plus foudroyante, de l'homme éminent qui fut son frère, Ambroise Rendu, dont la mémoire vit, aujourd'hui encore, au milieu de vous, dans le souvenir de tous ceux qui admirent les grands esprits et les grands cœurs. Oui, il y a vingt ans, un coup de foudre non moins terrifiant abattait, en plein épanouissement du talent le plus rare, et je puis dire en plein triomphe, celui qui, si Dieu eût prolongé sa vie, serait à l'heure présente, pour la Patrie qui en a tant besoin, un élément de force sociale, une puissance et une gloire !

Sous de pareils coups qui renversent tous les calculs humains, qui brisent toutes nos prévisions en déconcertant les espoirs les plus légitimes, que faire ? Une seule chose, la seule qui soit philosophique, en étant la seule chrétienne : se résigner, sans demander une explication qui ne sera donnée que plus tard, parce qu'elle est le secret de Dieu ; et rester debout, dans la douleur, avec la foi et sous le rayonnement des espérances immortelles !

Adieu ! Henri Le Charpentier, adieu, mon ami, adieu !

M. Joseph Depoin a tenu à exprimer, en quelques brèves paroles, les sentiments reconnaissants de toute la famille pour les marques si touchantes de condoléance et d'amitié qu'elle recevait en ce moment de toutes parts :

J'ai le devoir de remercier au nom de la famille les éloquents amis qui viennent de parler et toutes les personnes qui sont ici autour de ce tombeau.

Si quelque chose pouvait arrêter un moment les larmes d'une mère et d'une épouse désolées, ce seraient ces témoignages d'unanime sympathie.

Pour moi je perds dans Henri Le Charpentier non-seulement un parent d'un dévouement inaltérable, un ami d'enfance bien cher, mais encore le compagnon des heures d'étude, de toutes les bonnes heures de ma vie. J'avais avec lui cette fraternité de l'esprit, cette union constante de pensées qui, lorsqu'elle est rompue, laisse en nous un vide que rien ne peut combler. Aussi, est-ce le cœur brisé que je lui dis un dernier adieu !

L'assistance s'est retirée sous l'empire d'une profonde et douloureuse impression. La population entière de Pontoise, sans distinction de classes et de partis, avait tenu à témoigner, par l'unanimité de son hommage, sa reconnaissance pour l'historien élégant et disert, pour le chercheur perspicace et infatigable qui consacrait sa vie à l'étude des souvenirs du passé de son pays, et qui, mieux que personne, eût pu prendre pour devise, en le changeant quelque peu, ce vers si connu de Térence :

Homo sum, et nil humani a me alienum puto

Pontoisien suis, et rien de ce qui touche mon pays n'est indifférent pour moi.

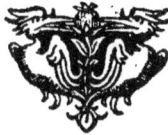

Discours que M. Louis Aigoin, membre et trésorier de la Société Historique, avait préparé pour la cérémonie du 1er février 1884.

Je viens, au nom de la *Société Historique et Archéologique de l'arrondissement de Pontoise et du Vexin*, accomplir un triste devoir : je viens adresser un dernier adieu à celui qui fut l'un de ses fondateurs les plus actifs, l'un de ses travailleurs les plus infatigables, l'un de ses membres les plus éminents.

Mais je ne saurais vous parler de l'homme dont la mort apporte tant de deuil à une jeune femme déjà si éprouvée, tant de larmes à une famille trop cruellement atteinte, et à tous tant de tristesse et de regrets, sans vous dire quelques mots de l'ardent amour de Henri Le Charpentier pour Pontoise. C'est cet amour qui a déterminé sa voie ; c'est cet amour qui a inspiré tous ses travaux, prématurément interrompus par la mort impitoyable !

Nul de ceux qui l'ont connu ne me démentira, quand je dirai que notre ville était sa constante préoccupation. S'il s'est fait collectionneur, c'était pour réunir tout ce qui lui rappelait le lieu de sa naissance ; s'il est devenu historien, c'était pour écrire l'histoire de Pontoise. Jusque dans sa conversation, malgré l'étendue de ses connaissances, son esprit semblait se complaire à ne point sortir des murs de sa chère ville natale.

De là l'unité de ses nombreux travaux. Jetez les yeux sur ses ouvrages, si appréciés de son vivant et destinés à l'être davantage après sa mort : toujours, au frontispice, vous y retrouverez le nom de Pontoise.

Sans doute Henri Le Charpentier a acquis, parmi ses concitoyens et dans le monde des érudits, une véritable notoriété ; mais on peut dire qu'il le doit principalement à sa passion dominante : les grandes et louables passions sont rarement stériles.

Ce n'est pas ici le lieu d'énumérer ses diverses publications. Disons seulement que l'*Histoire de la Ligue à Pontoise*, qui lui a valu le prix Comartin, est son œuvre capitale. Dans ce livre, il a montré, il a appliqué la méthode à suivre pour écrire l'histoire.

Vous le savez, toute nation doit chercher à connaître, à approfondir les phases de sa propre existence. Longtemps, nos historiens n'ont été que des romanciers. Notre siècle tend à ramener la science historique à sa véritable source, aux documents locaux et contemporains. C'est là qu'il faut chercher les matériaux de notre grande histoire nationale. De toutes parts, on les rassemble aujourd'hui. Peut-être, dans l'avenir, quelque homme de génie viendra-t-il reconstruire à fond l'édifice.

Henri Le Charpentier avait bien compris l'utilité de cette grandiose entreprise. Non-seulement il avait voulu y travailler lui-même, mais encore son vœu le plus cher avait été d'y convier les autres, en contribuant à fonder une Société historique dans la ville où avait été son berceau. Aussi, cherchait-il à réunir tous les hommes de bonne volonté, quelles que fussent d'ailleurs leurs idées et leurs opinions personnelles, rapprochés, comme il convient à des âmes élevées, par l'amour et la recherche de la vérité, par un esprit de tolérance et de concorde. Ce vœu, il a eu le bonheur de le voir se réaliser de son vivant.

Au milieu de l'émotion que nous ressentons tous ici, je n'insisterai pas sur les sentiments de profonde amitié qui unissaient la plupart d'entre nous à celui qui n'est plus, et dont la perte fera dans notre Société un vide immense. Mais, en terminant, je dirai aux concitoyens de Henri Le Charpentier que s'ils se pressent aussi nombreux autour de cette tombe, trop tôt ouverte, ils ne font que lui rendre un hommage de regrets bien justement mérité, car son amour pour sa ville natale était connu de tous, et chacun avait été à portée d'apprécier les efforts qu'il avait tentés pour lui donner quelque éclat.

N'oublions jamais le nom respecté, les exemples honorables et l'amitié précieuse de cet homme de bien, qui a si puissamment contribué, pour l'honneur de Pontoise, à la fondation et aux progrès d'une œuvre essentiellement utile, pacifique et nationale !

CAUSERIE PARISIENNE

Extrait de l'*Écho Pontoisien* du 7 février 1884

. . . .

N'est-ce pas ainsi — tous les lecteurs de ce journal le savent — que M. Henri Le Charpentier vient d'être enlevé aux siens, à sa famille éplorée, et que la ville de Pontoise vient de perdre un de ses plus studieux enfants et l'un de ses historiens les plus enthousiastes, les plus sincères et les plus dévoués ? Toujours empressé de saisir et de consigner les menus faits d'histoire locale de sa ville bien-aimée, il fut un de ces hommes précieux qui s'enorgueillissent, avec raison, d'appartenir à la cité qui les a vu naître.

Je n'ai pas eu l'honneur de connaître assez intimement M. Henri Le Charpentier, pour me permettre d'esquisser ici sa biographie. En tout cas, et en deux mots, ce serait celle d'un galant homme et d'un érudit. D'autres plumes plus autorisées que la mienne en cette circonstance, l'ont fait ou le feront, et si, pour ma part, j'arrive un des derniers, c'est que la périodicité de cette feuille ne m'a pas permis plus tôt de payer mon tribut à la mémoire de mon regretté collègue.

J'avais fait la connaissance de M. Henri Le Charpentier presque aussitôt après mon entrée à l'*Écho pontoisien*, et, comme toujours entre hommes de lettres, elle se fit promptement, sincèrement, cordialement. Ceci remonte déjà à sept ou huit ans au moins, et, depuis cette époque, nos relations ont toujours été charmantes ; l'estime et la sympathie que nous avions l'un pour l'autre n'ont fait que s'accroître avec les années et c'était toujours un vif plaisir pour moi que de me trouver en sa compagnie. Son esprit, son caractère et sa gaîté *s'emboîtaient* parfaitement dans les miens, et le temps s'enfuyait alors — comme il s'enfuit dans les moments heureux — avec la rapidité de l'éclair. Et voyez, soit dit en passant, le côté précieux de ce qu'on appelle les *Belles-Lettres* : elles nous réunissaient toujours, tandis que la politique nous eût certainement séparés — pour aller rejoindre chacun notre drapeau, qui n'était pas du tout le même. Aussi, nous gardions-nous bien, l'un et l'autre, de faire la moindre excursion sur ce terrain brûlant, autrement qu'en de légères escarmouches, où la gaîté finissait ordinairement par avoir le dessus et nous laissait désarmés tous les deux en s'emparant de nos drapeaux.

Alors vous pensez ce qu'ont pu être mon trouble et ma peine en apprenant la fatale nouvelle, nouvelle foudroyante, on peut le dire, nouvelle qui m'a bouleversé et à laquelle j'étais d'autant moins préparé que, quelques jours auparavant, nous avions échangé, lui et moi, nos cartes à l'occasion de la nouvelle année !

Pauvre collègue ! mes souhaits n'ont point été exaucés !...

. . . .

Ce sont ceux qui restent que je plains de toutes mes forces et de toutes mes faiblesses. Et, ici, c'est l'épouse charmante et dévouée vers laquelle je tourne mes regards avec tristesse et une respectueuse compassion ; elle reste, elle, mais seule, mais mutilée par le coup qui l'a frappée, car son cœur s'est déchiré et il est parti avec son ami, son défenseur, son soutien. Celui qui la protégeait n'est plus là, et, semblable à la fleur dont le tuteur est brisé, elle souffre à tout instant mille douleurs qui nous échappent...

C'est la bonne et vénérable mère aussi, qui voit s'en aller son enfant, cet enfant adoré, l'un de ses deux légitimes orgueils sur la terre — orgueil d'épouse, orgueil de mère — et qu'elle comptait fermement, dans la tendresse de son cœur et les illusions de son âme, ne pas voir partir avant elle, et qui s'en va pourtant sans l'attendre, la privant ainsi pour toujours de ces chers et précieux baisers, les baisers d'un fils, dont les mères sont si friandes et si jalouses...

Oui, les voilà ceux qu'il faut plaindre, les voilà ceux dont le cœur ulcéré recèle cette douleur immense à nulle autre pareille, — douleur sans doute que Dieu leur envoie pour les éprouver en ce monde, où les yeux semblent avoir été donnés à l'homme uniquement pour pleurer ou voir pleurer ! . . . .

. . . .

PAUL DE SAINTE-MARTHE.

Extrait du *Républicain de Seine-et-Oise* du 6 février 1884

SOUVENIRS DES MATHURINS

HENRI LE CHARPENTIER

Henri Le Charpentier était un enfant de Pontoise.

Privé, dès sa naissance, de son père, mort prématurément, il eut le bonheur, sa mère s'étant remariée à M. Seré-Depoin, banquier dans ladite ville, de rencontrer dans celui-ci un esprit ferme, élevé, un cœur droit et affectueux qui l'adopta sincèrement, et fut pour lui le meilleur guide.

Nous nous souvenons tous de ce jeune garçonnet pâle, chétif, délicat mais dont la physionomie intelligente et douce attirait toutes les sympathies.

Toujours souffreteux, l'enfant ne dut d'arriver à l'âge d'homme qu'aux soins exceptionnels dont l'entoura sa famille, et en particulier à la sollicitude vigilante et quotidienne de Mme Depoin, sa vénérable grand'mère maternelle, cette femme tendre et énergique à la fois, sur le visage de laquelle on retrouvait encore les traces d'une réelle beauté.

Cette santé si débile l'empêcha donc d'abord, comme il l'eût voulu, de parfaire son instruction. Plus tard, il put la compléter au-delà, étant par nature studieux et réfléchi. Henri Le Charpentier était bien doué. Il avait une diversité d'aptitudes assez rarement groupées chez un même individu.

C'est ainsi que, sans aucune étude préalable, il était musicien par intuition et par divination. Sa mémoire musicale était surprenante. Il lui suffisait d'une seule audition pour reproduire immédiatement sur le piano les principaux passages d'une partition. Dans ces conditions, il nous fit entendre, après avoir assisté à une première représentation, des fragments les plus importants de *Roland à Roncevaux* et d'*Aïda*.

Que de fois, aux Mathurins, dont il était l'hôte familier et toujours le bienvenu, lui avons-nous dit : Henri, jouez-nous donc quelque chose ? Lui, sans jamais se faire prier, retirait ses gants, allait s'asseoir, simplement, au piano, où il exécutait les thèmes que nous lui demandions, avec goût et justesse.

Il disait bien les vers, débitait des scènes comiques avec beaucoup de finesse et d'entrain, le tout sans embarras, sans prétention, d'une façon bon enfant.

Depuis plus d'une dizaine d'années, il s'occupait, avec passion, d'archéologie, surtout en ce qui concerne sa ville natale. Il passait une grande partie de son temps dans les bibliothèques du département, recherchant les vieilles archives, fouillant les vieilles chroniques, pour reconstituer une histoire locale de Pontoise.

Il a publié, sur ce sujet, plusieurs travaux fort intéressants qui méritent certainement de prendre place dans toute sérieuse collection de livres ; ils lui valurent, du reste, les palmes académiques.

Dans l'intervalle, un malheur inattendu vint tout à coup le frapper dans ses plus chères affections ; sa jeune sœur Gabrielle, belle et intelligente fille que nous avons toujours devant les yeux telle qu'elle était au temps de sa splendeur, fut subitement atteinte d'un mal affreux dont elle n'est pas encore guérie à l'heure présente.

Depuis cette époque funeste, la maison maternelle est triste et silencieuse, c'est une anticipation de la tombe ; la joie du foyer a disparu : le deuil l'a remplacée.

L'humeur sereine d'Henri en fut assombrie ; il aimait tant sa *petite sœur*, si bonne, si artiste !!!

Henri se décida à se marier, il y a quatre ans, à une femme distinguée, charmante, appartenant à une famille des plus honorables, sa jeune compagne lui a donné le bonheur ; et elle parvint, par sa grâce et sa bonté, à jeter un rayon de gaieté dans la demeure de Neuilly.

La mort est venue impitoyablement saisir Le Charpentier, et a mis fin trop tôt à cette recrudescence de vie.

Un immense cortège l'a suivi au cimetière ; des discours émouvants ont été prononcés sur sa tombe.

En somme, les plus à plaindre sont ceux qui restent : sa veuve, sa mère, mère de douleur, à double titre, et son beau-père, qui le regardait comme son fils.

Pauvre Henri ! Pauvre Gabrielle ! Pauvres parents !

M. D.

Extrait du *Journal le Vexin* du 3 février 1884

NÉCROLOGIE

M. HENRI LE CHARPENTIER

Les membres de la Société historique du Vexin ont été douloureusement émus cette semaine en apprenant la mort de leur savant confrère, M. le Henri Le Charpentier, décédé le 28 janvier, âgé seulement de 44 ans, et alors que rien ne leur faisait prévoir cette mort si soudaine, si imprévue et qui soulève de si unanimes regrets.

Ce n'est pas une biographie que nous voulons faire ici. Une notice complète viendra quelque jour nous raconter avec émotion sa vie, qui n'a été marquée que par le bien, juger les nombreux travaux

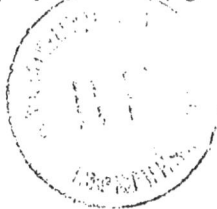

qu'il avait déjà publiés sur l'histoire locale et regretter ceux que les longues années qu'on pouvait encore lui donner sur la terre lui eussent permis de mettre au jour. Pourtant, nous ne laisserons pas passer cette circonstance solennelle sans adresser un humble hommage au savant éditeur du « Journal d'un Bourgeois de Gisors. » Car notre ville tenait une grande place dans le cœur de M. Le Charpentier. Il avait eu à en approfondir le passé pour ce livre si utile à qui veut étudier l'histoire de Gisors sous la Ligue, et souvent il regrettait que la Société dont il était l'archiviste, ne recrutât pas plus d'adeptes et de sujets d'études dans le Vexin normand.

M. Le Charpentier était né le 22 septembre 1839 et, à peine âgé de vingt ans, il avait au plus haut degré l'amour des vieilles chartes et de toutes choses du passé. Il commença dès 1860 à publier des articles fantaisistes, qui avaient pour fond l'histoire de Pontoise.

Il songea de très bonne heure à établir une réunion d'esprits chercheurs et curieux, de travailleurs courageux et érudits, pour étudier collectivement et, par suite, avec plus de succès, les annales du pays natal. Malheureusement, ce ne fut seulement qu'en 1877 qu'il put arriver au but si ardemment désiré. Aidé de MM. Seré-Depoin, Joseph Depoin, L. Thomas et de bien d'autres, tous investigateurs heureux et infatigables du moyen âge, il fonda la « Société historique et archéologique de l'arrondissement de Pontoise et du Vexin. » A partir de 1879, époque à laquelle parut le premier volume des mémoires de cette Société, il ne cessa de leur fournir des articles intéressants. C'est ainsi qu'il publia entre autres : *les Tombeaux de l'ancienne église des Cordeliers de Pontoise* (1879); — *les Jésuites à Pontoise* (1880); — *les Notes de M. Le Vallois, curé de Saint-Maclou* (1883), etc.

Il n'avait pas cependant attendu 1879 pour publier le fruit de ses fortes études et de ses consciencieuses recherches. En 1876, il réimprimait *les Antiqvitez et singvlaritez de Pontoise*, de Taillepied. Deux ans après, il faisait paraître *la Ligue à Pontoise et dans le Vexin français*, qui est peut-être son chef-d'œuvre et qu'il fit suivre de réimpressions d'une série de pièces originales et de factums du temps, aussi précieux qu'introuvables; puis l'*Essai historique sur l'ancienne corporation des bouchers de Pontoise* (1880); le catalogue de sa *Collection sur Pontoise* (1882) et son *Calendrier historique de Pontoise* (1882); il rééditait *les Oubliettes* de Merville et faisait des recherches piquantes sur le dicton : *En revenant de Pontoise* (1881). Il faut mentionner aussi les nombreux articles historiques qu'il donna au journal l'*Écho Pontoisien*, depuis les *Récits et Chroniques du bon vieux temps* (1861) jusqu'aux *Éphémérides* de l'année 1881.

Nous n'avons garde d'oublier, dans cette revue trop rapide, l'ouvrage de M. Le Charpentier qui nous intéresse le plus, nous autres habitants de Gisors : nous voulons parler de l'édition si complète qu'il a donnée en 1878 du *Journal d'un Bourgeois de Gisors*, avec le concours de M. A. Fitan. On peut compter cet ouvrage au petit nombre des publications sérieuses et vraiment utiles qui ont été faites sur notre ville. C'est, en outre, avec les comptes de l'église, publiés par M. de Laborde, les seuls documents originaux que nous ayons à compulser sur l'histoire de Gisors. Tout le monde connaît ce récit si pittoresque et si animé des luttes religieuses du xvi⁰ siècle dans le Vexin. On doit se montrer reconnaissant envers M. Le Charpentier d'avoir ainsi porté la pioche dans une époque restée jusqu'alors à demi-obscure. Tout ce que l'on peut souhaiter, c'est que son exemple soit suivi et que nous puissions d'ici peu lire des manuscrits inédits, enrichis de notes, œuvre patiente et désintéressée d'hommes savants et modestes comme M. Le Charpentier, et propres à porter dans d'autres siècles la même lumière qu'apporta le *Journal du Bourgeois* dans la période si mouvementée de la fin du xvi⁰ siècle.

Au moment où la mort est venue le surprendre si malheureusement, M. Le Charpentier mettait la dernière main à des travaux importants ayant toujours pour objet sa chère ville de Pontoise. Étaient déjà annoncés : une œuvre de vulgarisation historique, l'*Histoire populaire et abrégée de Pontoise ; — Saint-Martin de Pontoise* (l'abbaye et le château), par MM. Henri Le Charpentier et J. Depoin ; — *le Siège de 1441, notes sur l'invasion anglaise dans le Vexin.*

Puisque l'heure de la mort a si tôt sonné pour cet homme de bien, nous ne verrons plus sa signature aimée sur les Mémoires de la Société du Vexin ; mais nous espérons voir bientôt réunir et publier les nombreuses notes et les documents précieux qu'il avait amassés avec tant de joie et d'amour, et nous comptons pour cela sur les soins pieux et intelligents de ses collègues et de ses amis.

Louis REGNIER,

Membre de la Société Française d'Archéologie
et de la Société Historique du Vexin.

Extrait du journal *Le Courrier de Versailles et de Seine-et-Oise* du 21 février 1884

NÉCROLOGIE

M. HENRI LE CHARPENTIER

Vendredi, 1er février, la ville de Pontoise conduisait au champ du repos, l'un de ses plus nobles enfants, Henri Le Charpentier, décédé subitement à Neuilly (Seine), chez sa mère, Mme Seré-Depoin, le 28 Janvier.

Henri le Charpentier n'est pas pour nous un inconnu : il n'appartient pas seulement à Pontoise, sa ville natale; il appartient aussi au département de Seine-et-Oise : il appartient surtout au monde historique, qui vient de perdre en lui un conteur aussi attachant qu'instructif, un narrateur aussi fidèle que dévoué, un auteur enfin aussi éclairé qu'érudit. — C'est à ce titre, d'ailleurs, qu'il a marqué sa place au milieu de ses concitoyens, de ses contemporains et, c'est encore à ce titre que nous rendons ici, à sa mémoire, l'hommage auquel elle a droit.

Placé dans une situation de fortune tout à fait indépendante qui lui permettait jouissance et bonheur, repos et tranquillité, Henri Le Charpentier pouvait, à l'exemple de tant d'autres, mener cette vie joyeuse et facile, indifférente et oisive, qui, hélas ! est la caractéristique de notre temps sceptique et railleur ; mais comme tous les esprits bien nés, fermement trempés à l'école du devoir et du travail, il comprit qu'il avait mieux à faire ; ses loisirs, il sut les rendre utiles et agréables en les consacrant à des études aussi intéressantes, aussi instructives, qu'arides en apparence et laborieuses en réalité. — Tout entier, il se dévoua, plein de zèle et d'émulation, à la reconstitution de l'histoire de la vieille cité Pontoisienne, ancienne résidence Royale, dont le passé si fertile, si riche en événements de tous genres, d'un caractère tout à la fois général et particulier, offre aux amateurs, aux chercheurs, aux gourmets de la vérité vraie, indéniable, une mine inépuisable.

Dans ce but, il fouilla, fureta partout dans les archives tant départementales que nationales, trouvant ici un document, là une indication ; et, n'épargnant à cela, ni ses peines cependant fatiguantes, ni son argent pour des dépenses souvent onéreuses.

Là est son mérite, là aussi est sa récompense et, en toute justice, nous lui dédions ce vers d'Horace :

Omne tulit punctum qui miscuit utile dulci
Il a rempli toute sa tâche, celui qui a su mêler l'utile à l'agréable.

C'est spontanément, en pleine maturité, en pleine sève, à 44 ans, que la mort impitoyable est venue le faucher et le coucher au nombre de ceux dont il avait entrepris de nous conter la vie et de nous signaler les actes. Cette mort inopinée le frappe juste au moment où, pénétré du sujet de ses études de plus en plus réfléchies et approfondies il allait nous faire bénéficier du fruit de ses longues et patientes recherches et du labeur de ses veilles.

Néanmoins, le bagage qu'il laisse est relativement considérable et témoigne, en même temps, de l'élasticité de son esprit, de l'étendue et de la variété de ses connaissances, comme de sa force de production. — En moins de dix ans, il a successivement écrit et édité douze ouvrages qui tous ont leur place marquée dans toute collection de livres sérieux et historiques.

Entre temps, Henri Le Charpentier collaborait au journal l'*Écho Pontoisien*, où, dès 1861, il publia un assez grand nombre de chroniques et d'articles fort intéressants, soit d'actualité, soit relatifs à l'objet de ses études, c'est-à-dire à l'histoire de Pontoise.

Il fut l'un des principaux fondateurs de la Société historique et archéologique de l'arrondissement de Pontoise et du Vexin français, déjà connue et appréciée par ses nombreuses et remarquables publications, quoique créée seulement en 1877, et depuis cette époque il remplissait les fonctions délicates d'archiviste-bibliothé-caire de cette Société, fonctions dont il avait été investi et qui lui furent toujours maintenues à l'unanimité des suffrages des membres sociétaires.

Là encore, il donna des preuves irréfragables de son dévouement et de son activité en faveur de l'œuvre nouvelle qui allait si ample-ment compléter celle qu'il venait de commencer *proprio motu*.

Cette création fut pour lui la cause d'une recrudescence de travaux qui fixèrent sur lui l'attention et le désignèrent tout naturellement pour faire partie de la Commission historique des richesses d'art pour le département de Seine-et-Oise, alors en voie de formation. Il en fut donc membre à son origine, et, depuis, il contribua puissamment à sa reconstitution et à son organisation définitive sous le titre de Commission des antiquités et des arts. Il était, en outre, secrétaire du Comité de l'arrondissement de Pontoise.

Tant d'efforts aussi généreux que persévérants ne pouvaient passer inaperçus et demeurer sans encouragement. Aussi tel ne fut pas leur sort : le Conseil général de Seine-et-Oise, d'une part, et l'administration gouvernementale, d'autre part, s'empressèrent de les reconnaître et de les récompenser. Le Conseil général décerna, après concours, à son ouvrage *La Ligue à Pontoise*, le prix Caumartin (1), et, en 1879, M. le Ministre de l'Instruction publique et des Beaux-Arts ratifiait cette décision en le décorant des palmes d'officier d'académie.

Telle est, narré très sommairement, l'œuvre d'Henri Le Charpentier. Disons encore pour rendre un complet hommage à la vérité, qu'au goût des lettres, Henri Le Charpentier joignait le goût des arts ; ce goût-là même était si prononcé chez lui qu'il installa dans son propre domicile une sorte de musée où il classa avec méthode, intelligence et savoir, une quantité d'objets tous plus précieux les uns que les autres, vestiges anciens et pleins de souvenirs, échappés aux ruines des temps et des profanes et qui, aujourd'hui, grâce à ses soins, enrichissent d'autant le domaine de l'archéologie.

En faisant tout cela, en se consacrant d'une façon si entière, si absolue, à sa vieille cité Pontoisienne, en affichant partout et toujours, en proclamant si haut et d'une manière si désintéressée son amour pour sa ville natale, n'envisageant à l'égard de tous que le vrai et le beau, Henri Le Chapentier, qui, d'ailleurs, resta, de tout temps, étranger aux luttes locales qui passionnent et enveniment, ne devait compter et ne comptait, en effet, que des admirateurs et des amis parmi ses compatriotes.

Aussi, une affluence considérable de population, venue de là et d'ailleurs, se pressait autour de son cercueil, le jour des funérailles, pour lui dire cet adieu suprême qui accompagne toujours l'être aimé, estimé et regretté.

M. l'abbé Grimot, curé de l'Isle-Adam, officier de l'Instruction publique, vice-président de la Société historique du Vexin ; et M. Eugène Rendu, ancien député de Pontoise et inspecteur général honoraire de l'Instruction publique, ont, tour à tour, pris la parole sur la tombe, et célébré, en termes éloquents et émus, avec toute l'autorité qui s'attache à leurs noms et à leur situation, les vertus et les qualités du défunt.

La presse locale, sans distinction de nuance, est venue mêler aussi sa note sympathique à ce concert d'éloges et de regrets et payer un juste tribut à celui qui fut longtemps l'un des siens et dont

---

(1) Fondation annuelle de 900 francs.

le souvenir, pour elle et chez elle, sera toujours aussi flatteur que vivace.

Tous ces hommages sont le digne couronnement d'une existence bien remplie. — Honneur donc à Henri Le Charpentier dont la vie toute de travail et d'exemple restera vivante au milieu de nous ; — honneur aussi à celui qui, le prenant au berceau et l'adoptant pour fils, veilla sur son enfance avec une sollicitude touchante et toujours en éveil ; à celui qui guida et protégea ses premiers pas dans ce monde ; à celui qui lui inculqua ces principes vertueux et studieux qui, aujourd'hui, honorent si grandement sa mémoire ; à M. Seré-Depoin, enfin, son beau-père, ancien maire de Pontoise, organisateur et président de la Société historique de Pontoise et du Vexin, dont la bonté de cœur, la culture de l'esprit égalent l'élévation du caractère.

E. J.

SOCIÉTÉ HISTORIQUE DU VEXIN

Extrait du procès-verbal de la séance du Conseil d'administration du 26 mars 1884

A l'ouverture de la séance, M. le Président exprime, en termes émus, les regrets profonds et la douleur qu'a fait éprouver à tous nos confrères la perte successive et cruellement prématurée de MM. Henri Le Charpentier et Léon Thomas, fondateurs de la Société, collaborateurs actifs et infatigables de ses publications.

Le Conseil s'associe unanimement à ses paroles.

M. Depoin expose au Conseil que Mme Henri Le Charpentier et Mme Léon Thomas, désirant perpétuer parmi nous la mémoire de nos regrettés confrères, demandent à être inscrites au nombre des membres de la Société.

Le Conseil prononce, à l'unanimité, l'admission de Mme Henri Le Charpentier et de Mme Léon Thomas, présentées par MM. l'abbé Grimot et Agnès ; et charge le Secrétaire de leur transmettre l'expression des sentiments de gratitude de la Société, heureuse de retrouver en elles le souvenir de coopérateurs qui lui furent si précieux et si chers.

CERCLE STÉNOGRAPHIQUE

DE L'ILE-DE-FRANCE

Extrait du procès-verbal de la réunion du Bureau du 7 février 1884

Le Bureau, douloureusement affecté de la perte que la Société vient de faire en la personne de M. Henri Le Charpentier, officier d'Académie, membre de la Commission des Antiquités et des Arts, archiviste de la Société historique du Vexin, décide que l'expression de ses regrets sera formulée au procès-verbal et transmise à M. Seré-Depoin, vice-président du Cercle, beau-père de notre regretté collègue.

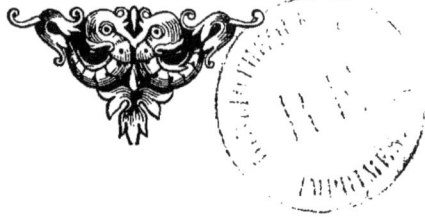

Pontoise. — Imp. de Am. Pâris

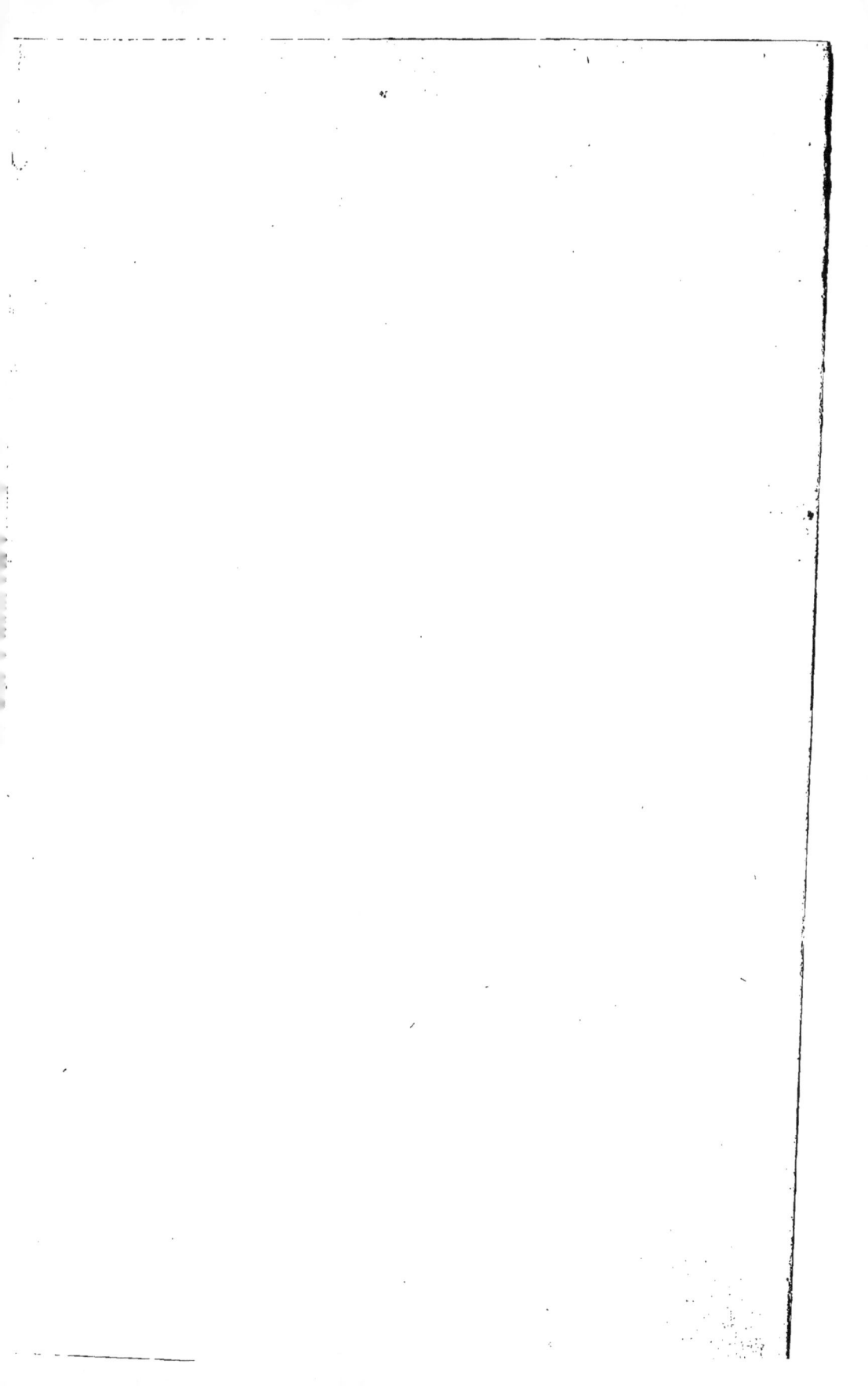

www.ingramcontent.com/pod-product-compliance
Lightning Source LLC
Chambersburg PA
CBHW060512200326
41520CB00017B/5011